Moro-Suppe ....
Pangasiusfilet in Estragonsoße 70
Möhrensuppe 72
Kartoffel-Spinat-Suppe.. 73
Apfel Dessert 74
Gedämpfter Reis mit Gemüse 75
Haferflocken Hamburger 76
Leichtes Mittagessen 78
Cream - das Mittagessen 80
Zucchini-Schinken-Pfannkuchen für kleine Feinschmecker 82
Reispuffer 85
Haftungsausschluss 87
Urheberrecht 88
Impressum 89

Einleitung

Dieses Buch soll Betroffene über Gastritis aufklären und Wege aufzeigen, die das Leben mit dieser Krankheit im Alltag vereinfachen. Dabei sollen insbesondere am Ende dieses Buches die gestellten Rezepte eine Hilfe sein. Es wird der Frage nachgegangen, wie sie entsteht und warum sich die Fälle von Gastritis häufen. Es ist keine Krankheit, die auf die leichte Schulter genommen werden darf. Das Krankheitsbild kann sich je nach Grad der Erkrankung unterschiedlich auswirken. Die Häufigkeit, in der diese Krankheit auftritt, ist dabei symptomatisch für unsere Gesellschaft der heutigen Zeit. Dabei spielen viele Faktoren mit ein. Diese reichen von Medikamenten bis hin zur falschen Ernährung und letztlich kommt es auch auf die Lebensweise an. Wie bei vielen solcher Krankheitsbilder sind die Ursache und der Ausbruch oft vermeidbar.

Dabei spielt die eigene Gesundheit natürlich eine große Rolle. Denn je weniger ein menschlicher Körper einer Dauerbelastung ausgesetzt wird, desto mehr kann er bei

Gastritis

Magenschleimhautentzündung

Der große Gastritis Ratgeber - Alles was Sie über Gastritis wissen sollten. Vorbeugung, Behandlung, Genesung.

mit zahlreichen Rezeptideen

Markus Krinner

1. Auflage

2019

Inhaltsverzeichnis

Inhaltsverzeichnis 2

Einleitung 4

Was ist Gastritis 7

Ursache und Risiken 10

Symptome 14

Komplikationen 15

Diagnose 19

Therapie 22

Prognose und Verlauf 27

Vorsorge und Schutz 29

Ernährung und Rezepte 45

Schlusswort 57

Rezepte 61

- Zucchinicremesuppe 61
- Folienfisch-Variation 63
- Schnelle Biskuitroulade mit Erdbeermarmelade 64
- Lachs mit Karotten-Zucchini-Sauce und Reis 66
- Bulgur-Gemüse-Salat 68

zeitlich begrenzter Belastung aushalten. Doch ist es oft der Mangel an Zeit, der uns klarmachen könnte, dass wir unseren Körper „falsch“ behandeln. Die Frage, die sich dabei stellt ist, warum oft gewartet wird, bis es schon fast zu spät ist. In jungen Jahren funktioniert doch alles und wir müssen im Hier und Jetzt leben. So oder so ähnlich das Resultat eines Gedankenganges. Nun darf bei diesem Gedankengang nicht vergessen werden, dass mit jeder Errungenschaft der Menschheit eine neue Belastung auf den Körper einwirken kann.

Es ist an dieser Stelle nicht angebracht, alles schwarz zu malen, doch sind diverse Untersuchungen sehr deutlich in ihren Aussagen.

Für fast jedes Wehwehchen gibt es mittlerweile eine Pille, was auf den ersten Blick etwas Gutes ist. Doch müssen dabei auch die Nebenwirkungen beachtet werden, selbst wenn sie oft viel später erkannt werden – Nebenwirkungen wird es immer geben. Die einen fallen unbedenklich aus, aber andere wiederum schaden unserer Gesundheit.

Genau darum dreht sich die zentrale Frage dieses Buches zu dem Thema Gastritis.

Wie schon angesprochen, werden am Ende des Buches einige Rezepte bereitgestellt, die das Leben etwas vereinfachen können. Denn vieles hängt von der Ernährung ab, so auch die Vorsorge, um nicht die Diagnose Gastritis zu erhalten. Wenn es doch dazu kommt, helfen diese Rezepte während und nach einer Erkrankung, um den Alltag so unbeschwert wie möglich zu gestalten. Die zentrale Frage ist auch hier, wie ich den Teil oder die Bereiche des Körpers so schonend wie nur möglich behandele. Da die Gastritis einen sehr zentralen Bereich des Körpers betrifft – nämlich den Magen und den Zwölffingerdarm – ist es unumgänglich, darauf zu achten.

Was ist Gastritis

Allgemein gesagt ist Gastritis eine Entzündung der Magenschleimhaut. Im Ablauf wird der Schutzmantel der Magenwand beschädigt. Dies kann unterschiedliche Gründe haben. So kann bei zu viel Magensäure oder einem bakteriellen Befall die Schleimhaut soweit angegriffen und beschädigt werden, dass die Säure des Magens mit den ungeschützten Schichten der Magenwand in Kontakt kommt. Es wird dabei in zwei Grundarten unterschieden. Eine plötzlich auftretende (akute Gastritis) und eine sich über einen längeren Zeitraum entwickelte, chronische Gastritis. Die akute Gastritis geht meist mit einem starken Schmerz in der Magengegend einher. Die chronische Gastritis ist ein schleichender Prozess, der über sehr lange Zeit meist ohne Beschwerden entsteht. Die Symptome sind meist unspezifisch und können nicht sofort Rückschlüsse auf eine Gastritis zulassen. Während sich die akute Gastritis mit Übelkeit, Erbrechen und Appetitlosigkeit bemerkbar macht, zeigt sich die chronische – wenn überhaupt – mit

Oberbauchschmerzen, Aufstoßen, Blähungen sowie Völlegefühl. Leicht zu verwechseln ist eine Gastritis mit einer sogenannten Refluxkrankheit. Das dabei bekannte Sodbrennen wird ausgelöst, wenn der Muskel zwischen Speiseröhre und Magen sich nicht vollständig schließt.

Die häufigsten Ursachen für eine Erkrankung sind Medikamente, der Konsum von Suchtmitteln oder eine Erkrankung durch Bakterien, Viren oder Pilze. Es kann aber auch eine Folgeerscheinung einer Strahlenbehandlung sein. Zuletzt können aber auch die Lebensumstände belastend für den Körper sein. So kann sich negativer Stress derart auswirken, dass eine Störung im Säureverhältnis des Magens eine Gastritis auslöst.

Eine Gastritis heilt im Normalfall ohne bleibende Schäden ab, sofern darauf reagiert wird. Es kann aber auch zu Komplikationen kommen, die zu Magengeschwüren führen können. Das Geschwür kann dann Magenblutungen, einen Magendurchbruch oder sogar Magenkrebs auslösen.

Die sicherste Variante zur Untersuchung eines Magen ist weiterhin die Magenspiegelung. Dabei können zudem Gewebeproben entnommen werden. Das entnommene Gewebe (Magenschleimhaut) wird zur weiteren Untersuchung und Diagnose verwendet.

Die Behandlung steht in Abhängigkeit zu der Ursache und Schwere der Erkrankung. Doch in den meisten Fällen kann eine Gastritis durch die Umstellung der Ernährung oder dem allgemeinen Konsumverhalten schnell wieder abheilen.

Es wird davon ausgegangen, dass ca. 50 Prozent der Menschen über 50 Jahren in westlichen Ländern unter Gastritis leiden. Letztlich verlaufen diese chronischen Erkrankungen in den meisten Fällen (ca. 90 Prozent) völlig bedenkenlos.

Ursache und Risiken

In Bezug auf die Ursachen wird die chronische Gastritis in Untertypen unterschieden.

Typ A-Gastritis

Dieser Untertyp ist noch nicht vollständig aufgeklärt. Die sogenannte Autoimmunkrankheit hat zur Folge, dass durch die Autoantikörper die säureproduzierenden Belegzellen angegriffen werden. Bei einem entsprechenden Verlust dieser Zellen steigt der pH-Wert im Magen.

Typ B-Gastritis

Diesem Untertyp liegt eine Infektion durch Bakterien zugrunde. Zumeist handelt es sich um Helicobacter pylori, kurz HP. Einem Befall durch diese Bakterien werden über 80 Prozent der Gastritisfälle zugeschrieben. Dieses Bakterium verursacht meist chronische Magengeschwüre. Zudem wird ihm die Begünstigung von Magenkrebs zugeschrieben. Der Nachweis auf einen Befall kann auf unterschiedliche Art geschehen, beispielsweise durch die Untersuchung des Stuhlgangs, durch eine Magen- und Zwölffingerdarmspiegelung sowie durch eine neue und bequeme Art, nämlich über die Atemluft. Die Behandlung erfolgt meist über eine Dreifachkombination aus zwei Antibiotika und einem Protonenpumpenhemmer (Arzneimittel zur Hemmung von Magensäure).

Typ C-Gastritis

Bei diesem Untertyp handelt es sich um eine chemisch abgeleitete Gastritis. Diese kann ausgelöst werden durch Medikamente (auch Antibiotika). Dabei wird die Produktion der schützenden Schleimschicht gehemmt. Wenn die Einnahme von Schmerzmittel zudem mit Kortison kombiniert wird, kann die magenschädigende Wirkung verstärkt werden. Insbesondere blockieren betreffende Medikamente die Bildung des Gewebehormons Prostaglandin. Dieses Hormon fördert die Bildung von Magenschleim und Stoffen, die eine Neutralisierung der Magensäure bewirken. Weitere Ursachen können Lebensmittelvergiftung und übermäßiger Konsum von Alkohol bzw. Nikotin sein. In all diesen Fällen wird die schützende Schleimschicht der Magenschleimhaut angegriffen und kann zu Magengeschwüren führen.

Weitere Typen sind:

Typ D-Gastritis

Hierunter fallen alle Sonderformen der Gastritis. So auch die Morbus-Crohn-Gastritis oder auch der Befall von seltenen Erregern. Dem zugeordnet wird auch eine Gastritis nach schwer körperlichen Erkrankungen oder Unfällen.

Typ R-Gastritis

Dieser Untertyp entsteht bei häufigem Sodbrennen. Eine Erkrankung kann zu schweren Komplikationen führen und eine Erkrankung der Speiseröhre verursachen.

Bei der akuten Gastritis handelt es sich meist um folgende Ursachen. Diese können die gleichen wie bei einer chronischen Gastritis sein, wirken sich aber sofort aus und verursachen unmittelbare Symptome.

- Gastritis, Magenschleimhautentzündung durch Helicobacter pylori oder andere Bakterien, Viren oder Pilze. Des

Weiteren durch Herpes-Viren, Zytomegalie-Viren und dem Hefepilz Candida albicans.

- Hohe Dosierung von Medikamenten wie nichtsteroidale Antirheumatika (zum Beispiel Aspirin), Kortison und Zytostatika.
- Hoher Konsum von Alkohol
- Hoher Konsum von Nikotin
- Hoher Konsum von reizenden Lebensmitteln wie Kaffee und scharfen Gewürzen
- Lebensmittelvergiftung
- Strahlentherapie
- Verschlucken von Säuren und Laugen
- Psychische Belastungen wie Stress
- Körperliche Belastung wie Kreislaufschock, Schädel-Hirn-Trauma, Verbrennungen oder auch Langzeit-Beatmung
- Leistungssport (Runner´s Stomach)
- Sodbrennen

Eine Verschärfung der Gastritis kann dann eintreffen, wenn eine peptische Ulkuskrankheit folgt. Diese setzt immer eine Gastritis voraus und bezeichnet eine tiefere

Beschädigung der Schleimhaut bis hin in das Schleimhautuntergewebe.

Symptome

- Bei akuten Gastritisfällen
- heftige Magen- und Rückenschmerzen
- Druckempfindlichkeit des Magens
- Übelkeit und Erbrechen
- Appetitlosigkeit
- Völlegefühl
- Blähungen
- Aufstoßen, das mit einem unangenehmen Geschmack im Mund begleitet wird

Alle diese Symptome treten vermehrt nach der Einnahme von Mahlzeiten auf.

Bei einer chronischen Gastritis:

Es gibt meist keine Symptome, da der Prozess schleichend ist. Wirkliche Beschwerden werden von den wenigsten Betroffenen bemerkt bzw. wahrgenommen. Bei fortgeschrittener Erkrankung werden oft unspezifische Beschwerden registriert. So kommt es oft zu Oberbauchbeschwerden, Blähungen, Brennen und Schmerzen, Aufstoßen oder ein Völlegefühl nach dem Essen. Zudem werden schwer verdauliche Speisen als unverträglich empfunden.

Komplikationen

Wenn eine Gastritis nicht ernst genommen wird, kann es zu schweren Komplikationen bzw. Folgen kommen. Wie schon erklärt, stellt die Magenschleimhaut die natürliche Barriere zwischen dem Mageninhalt und der Magenwand dar. Wenn die Magenschleimhaut im kleinen Maße beschädigt wird, kann der Körper dies in den meisten Fällen selbst reparieren. Sollten die Beschädigungen ein größeres Ausmaß annehmen, kann es zu schwerwiegenden Folgen kommen. Dazu gehören dann Magengeschwüre, Magenblutungen und im schlimmsten Fall kommt es zu Magenkrebs.

Von einer peptischen Ulkuskrankheit spricht man, wenn durch Einwirkung von Salzsäure und Pepsin in verschiedenen oder einzelnen Abschnitten im Verdauungstrakt gutartige Geschwüre entstehen. Diese können dann direkt in Verbindung mit dem Magensaft kommen.

Wie schon geschrieben setzt diese Krankheit immer eine Gastritis voraus. Eine Gastritis führt aber wiederum nicht automatisch zu einem Ulkus. Letztlich ist entscheidend, wie groß der Defekt an der Magenschleimhaut ist.

Von einer Komplikation eines Ulkus wird bei einem Durchbruch des Geschwürs durch die Magenwand in die Bauchhöhle gesprochen. Diese geht einher mit sehr starken Schmerzen. Dies ist ein lebensbedrohlicher Notfall und muss sofort behandelt werden. Im Gegensatz zur Blutung kommt diese Komplikation aber selten auf. Eine Blutung ist aber trotzdem sehr ernst zu nehmen. Diese kann zum Beispiel aus Speiseröhre, Magen oder Zwölffingerdarm kommen. Je nach Schwere der Blutung kann sich ein Blutnachweis im Stuhl oder beim Erbrechen zeigen. Weitere Merkmale für einen Blutverlust können Symptome wie Schwindel bis hin zum Schock sein.

Weitere Folgen daraus sind Schwächeanfälle, Atemnot oder sogar eine Durchblutungsstörung des Herzens.

Bei einer chronischen Gastritis können sich im Laufe der Zeit ebenso Magen- und Zwölffingerdarmgeschwüre entwickeln. Durch den langjährigen Verlauf kann es zu Veränderungen der Schleimhaut kommen. Bei einer speziellen Form dieser Veränderung können sich bösartige Tumore bilden.

Beim Typ A der Gastritis bildet sich die Schleimhaut im späteren Verlauf meist zurück. Dabei kommt es zu einer verminderten Aufnahme des Vitamin B12 durch den Magen. Eine Unterversorgung durch Vitamin B12 kann zu einer speziellen Form der Blutarmut führen. Zudem kann es zu Verdauungsprobleme kommen. Bei der Zerstörung der Schleimhautzellen fehlt es dann an Säure und Enzymen, die für die Nahrungsverarbeitung unerlässlich sind. Die Folge ist ein erhöhtes Risiko, an Magenkrebs zu erkranken.

Der Typ B, der durch das Helicobacter pylori hervorgerufen wird, wirkt sich ähnlich aus und es kommt zu einer Rückbildung der Schleimhaut. Die Folgen sind meist Eisenmangel und Blutarmut. Das Magenkrebsrisiko steigt bei dieser Form recht gering.

Diagnose

Die Diagnose bei Gastritis wird nicht nur bei diesem Krankheitsbild eingesetzt.

Zuvor beschränkt sich die Untersuchung auf das Abtasten der Magenregion. Hierbei wird versucht, die Beschwerden soweit einzugrenzen, dass ein Verdacht sich erhärten kann. Diese Untersuchung ist aber ungenau und kann keinen eindeutigen Befund erbringen.

Anhand deutlicher Symptome wie Blutungen, ist in jedem Fall eine Magenspiegelung die Standardmethode zur Diagnostik. Dabei kann der Magen-Darm-Trakt genauer betrachtet und untersucht werden, insbesondere ob Entzündungen, Gewebeveränderungen, Geschwüre oder Tumore gesehen werden. Auch Verengungen in den jeweiligen Passagen, in und aus dem Magen, können mit dieser Methode sicher festgestellt oder ausgeschlossen werden.

Die Magenspiegelung berücksichtigt dabei die Speiseröhre, den Magen und den Zwölffingerdarm. Sie dauert in der Regel 15 bis 30 Min. und kann ambulant wie stationär erfolgen. Die Magenspiegelung beginnt mit einer Sedierung über die Vene und der Rachen wird örtlich betäubt. Dann wird der Spiegelungsschlauch durch den Mund über den Rachen, die Speiseröhre, den Magen und letztlichen durch den Zwölffingerdarm vorgeschoben. Die genaue Untersuchung/Betrachtung erfolgt dann beim langsamen Zurückziehen des Geräts. Bei Auffälligkeiten in den jeweiligen Bereichen können dann bei Bedarf Gewebeproben entnommen werden. Aufgrund dieses Eingriffes kann wiederum eine genaue Diagnose erstellt werden. Zudem wird die Biopsie (Untersuchung von Gewebe) Aufschluss darüber geben können, ob zum Beispiel ein bakterieller Befall vorliegt.

Grundsätzlich besteht bei jedem Eingriff das Risiko von Blutungen oder Organverletzungen. Bei diesem ist das Risiko aber minimal.

Eine weitere Methode ist die Einfärbung bestimmter Bereiche im Magen-Darm-Trakt. Mittels Ultraschall können diese Verfärbungen dann ausgewertet werden. Aber auch hier ist die Aussagekraft bei äußerer Anwendung des Ultraschalls nicht eindeutig. Ein Verfahren, das der Magenspiegelung ähnelt, aber mit Sonar erfolgt, kann aus dem Inneren Organwände, Gefäße und Lymphknoten, sowie etwaige Veränderungen wie Tumore verlässlich darstellen.

Röntgenuntersuchungen spielen im Falle eines Verdachtes auf Gastritis keine Rolle. Sollte der Verdacht eines Tumors vorliegen, kann für diesen Bereich des Magens eine CT (Computertomographie) oder eine NMR (Kernspinresonanzspektroskopie) zum Einsatz kommen. Eventuelle Blutungen (auch geringfügige) können mit der Untersuchung des Stuhls festgestellt werden. Diese Methode kommt auch bei der Früherkennung von Darmkrebs zum Einsatz.

Mit der Blutuntersuchung können Entzündungen und Erreger im Körper entdeckt werden. Dies ist besonders wichtig, um im Falle einer Autoimmunerkrankung Antikörper feststellen zu können.

Unabhängig von der Magenspiegelung kann der Verdacht auf einen bakteriellen Befall, insbesondere zum Nachweis einer Helicobacter pylori-Infektion, auch über den Stuhl aufgespürt werden. Ein weiterer Test, der sogenannte C13-Harnstoff-Atemtest, kann das Bakterium ebenso verlässlich nachweisen.

Therapie

Es gibt in der Regel drei Therapieformen:

- Therapie mittels Medikamente
- Therapie ohne Medikamente
- Interventionelle Therapie

Die medikamentöse Therapie kann auf eine Vielzahl von Medikamenten zurückgreifen. Die Wirksamsten sind die sogenannten Protonenpumpenhemmer, auch Protonenpumpeninhibitoren (PPI) genannt. Diese hemmen die Produktion und Absonderung von Magensäure. Die Hemmung selbst ist abhängig von der Dosierung. Zudem gibt es noch die H2-Rezeptor-Antagonisten, auch H2 Blocker genannt, die im gleichen Maße wie die PPI Präparate die Sekretion der Magensäure hemmen.

Die Antazide und Prostaglandin-Analoga dagegen binden die Säure.

Die nichtmedikamentöse Therapie wird angewandt, wenn ersichtlich ist, dass eine Gastritis auf den jeweiligen Lebensstil zurückzuführen ist. Es muss aber vorher ausgeschlossen werden können, dass keine Komplikationen vorliegen.

Die Änderungen des Konsumverhaltens sind dabei dringend angesagt. So sind Faktoren wie zu viel Alkohol, Nikotin oder auch Stress stark zu reduzieren, um den Selbstheilungsprozess zu beschleunigen.

Die interventionelle Therapie ist ein gezielter Eingriff am erkrankten Gewebe. Damit wird versucht, den Krankheitsverlauf positiv zu beeinflussen. Diese Form der Therapie steht in starker Abhängigkeit zum Befund, das heißt, wie stark eine Blutung ist oder ob eine Perforation eines Geschwürs vorliegt. Wenn das Verfahren angewandt werden kann, erfolgt der Eingriff über Einspritzung, Abklemmung oder thermischer Verödung in der Blutungsregion.

Wenn nichts anderes dagegenspricht, ist der erste Schritt bei der Gastritisbehandlung, die Entzündung der Magenschleimhaut abklingen zu lassen. Hierzu ist es wichtig, auf mögliche Verursacher/Auslöser einer Gastritis zu verzichten. Dazu zählen die üblichen Verdächtigen wie Kaffee, Nikotin und Alkohol. Aber auch auf andere magenreizende Stoffe wie zum Beispiel scharfe Gewürze muss verzichtet werden. In der Regel müssen die Betroffenen 1-2 Tage auf Nahrung verzichten. Danach darf nur noch Schonkost zu sich genommen werden. Dazu zählen verträgliche Tees, Haferschleim und Zwieback. Zu berücksichtigen ist die Anzahl der Mahlzeiten. Es wird geraten, lieber mehrere am Tag zu sich zu nehmen. Wichtig ist, dass die Mahlzeiten gut gekaut in den Magen gelangen. In manchen Fällen ist eine Bettruhe von Vorteil. Gerade wenn der Betroffene unter sehr viel Stress am Arbeitsplatz leidet.

Des Weiteren sind magenschädigende Medikamente ganz abzusetzen oder durch weniger belastende auszutauschen. Insbesondere Medikamente, die sogenannten nichtsteroidalen Antirheumatika sind zu vermeiden. Dazu zählen Diclofenac, Ibuprofen und Acetylsalicylsäure.

Darüber hinaus können Hausmittel zusätzliche Linderung verschaffen. Tees oder Tropfen aus Pflanzenwirkstoffen werden dem Magen nicht nur Linderung verschaffen, sondern können auch den Heilungsprozess beschleunigen. Dazu zählen Wirkstoffe aus Kamillenblüten, Galantwurzel,

Schafgarbenkraut oder Süßholzwurzel. Zur äußerlichen Anwendung können Wärmekissen oder Wärmeflaschen sehr angenehm wirken.

Wie schon beschrieben, kann dann die medikamentöse Behandlung folgen.

In besonders schweren Fällen sind operative Eingriffe notwendig. Diese sind dann notwendig, wenn zum Beispiel ein Tumor entdeckt wurde.

Die Behandlungsmöglichkeiten bei einer chronischen Gastritis sind auf den jeweiligen Typ abzustimmen.

- **Typ-A**, es wird in der Regel Vitamin B12 per Injektion verabreicht.
- **Typ-B** konzentriert sich gezielt auf die Bekämpfung des Bakteriums Helicobacter pylori. Zur Anwendung kommt eine Kombination aus drei Medikamenten. Der Betroffene nimm über einen Zeitraum von ca. 5-7 Tagen zwei verschiedene Antibiotika und einen Protonenpumpenhemmer (PPI) ein. Das Antibiotika soll die Erreger abtöten und das PPI den pH-Wert der Magensäure

anheben, um die Wirkung des Antibiotikums zu verbessern.

- **Typ-C**, hier ist die Reduzierung von magenreizenden Stoffen meist ausreichend. Auch bei der Behandlung der chronischen Gastritis sind wie bei der akuten Gastritis eingesetzte Hausmittel von Vorteil und sinnvoll.

Prognose und Verlauf

In den meisten Fällen der akuten Gastritis heilt diese ohne bleibende Schäden ab. Dabei ist die Erfolgschance vergleichbar, egal ob bei der medikamentösen oder nicht medikamentösen Behandlung. Wer zukünftig zudem auf magenreizende Stoffe verzichtet und den Stresslevel auf einem vertretbaren Niveau hält, läuft weniger Gefahr wieder an Gastritis zu erkranken.

Bei der chronischen Gastritis stellt es sich etwas schwerer dar. Da diese Form der Gastritis meist für lange Zeit unentdeckt bleibt, ist die Art der Ausbildung sehr unterschiedlich.

Der Typ-A ist bis dato unheilbar. Bei der Autoimmungastritis ist nach heutigem Stand eine Verabreichung von Vitamin B12 lebenslang notwendig. Durch die Zufuhr von Vitamin B12 wird gewährleistet, dass es kaum Beeinträchtigungen in der Lebensqualität gibt. Trotzdem sollten die Betroffenen regelmäßige Kontrolluntersuchungen durchführen lassen, da das Krebsrisiko bei diesem Typ um das Drei- bis Achtfache höher als normal liegt.

Die Typ-B Behandlung verläuft in ca. 90 Prozent der Fälle erfolgreich. Sollte eine Unverträglichkeit auf das Antibiotika vorliegen, kann der behandelnde Arzt auf andere ausweichen. Ein Rückfall ist in der Regel sehr selten. Die Nachuntersuchung wird in jedem Fall Aufschluss darüber geben, ob der Erreger vollständig beseitigt wurde. Aber auch hier ist zu empfehlen, regelmäßige Untersuchungen durchführen zu lassen. Das Krebsrisiko ist ähnlich hoch wie bei Typ-A.

Bei Typ-C einer chronischen Gastritis reicht es oftmals aus, die Ursachen zu beseitigen. Sie heilt dann relativ rasch, ohne bleibende Schäden aus.

Vorsorge und Schutz

An diesem Punkt scheiden sich die Geister. Einerseits wird behauptet, dass es keine besonderen oder speziellen Ernährungsvorgaben für Betroffene gibt. Anderseits wird aber geraten, sich gesund und abwechslungsreich zu ernähren. Insbesondere soll auf besondere Nahrungsmittel Acht gegeben werden und gegebenenfalls darauf verzichtet werden.

Klar ist, dass zwischen zwei Ursachen unterschieden werden muss. Das eine ist die psychische Belastung durch zu viel Stress. Dass sich Stress auf den ganzen Körper auswirkt ist bekannt.

Aber warum schlägt Stress auch auf den Magen?

Forscher sprechen von einer „Gehirn-Bauch-Achse“. Das heißt, es findet eine Art Kommunikation statt. Das vegetative Nervensystem dient dabei als Signalübermittler. Dieses Nervensystem ist nicht willentlich steuerbar. Vielmehr dient es dazu, bestimmte Prozesse vollautomatisch im Körper zu steuern. Darunter fällt auch die Magen-Darm-Motorik. Der Magen ist ein muskulöses Hohlorgan. So ist das gesamte Verdauungssystem als ein Muskelschlauch zu bezeichnen. Dieser reicht vom Mund bis zum After. Der Magen, als Teil dieses Muskelschlauchs, liegt auf der linken Seite des Oberbauchs. Die Größe und Form ist von Mensch zu Mensch unterschiedlich. Die Speiseröhre mündet am Mageneingang. In dieser Mündung findet sich ein Muskel, der den Eingang zum Magen verschließt. Wenn die Nahrung vom Mund in die Speiseröhre gelangt, geht dies mit einem Schluckreflex einher. Dabei wird der Muskel zum Magen geöffnet und die Nahrung gelangt so in den Magen. Wenn dieser Vorgang nicht richtig funktioniert, kann Magensäure in die Speiseröhre gelangen. Dies hat zur Folge, dass es zu Sodbrennen oder bei länger andauerndem Zustand zu einer Entzündung führt.

Im oberen Teil auf der rechten Seite des Magens liegt eine Wölbung in Richtung Zwerchfell. Dieser Magenfundus ist meist mit Luft gefüllt, die beim Verschlucken mit in den Magen gelangt. Die Nahrung wird jedenfalls im Magen selbst weiter verkleinert und mit Magensaft und Enzymen vermischt. Dieser vorverdaute Nahrungsbrei wird dann über den Pyloruskanal nach und nach an den Dünndarm weitergeben. Der Magen ist so aufgebaut, dass unter mehreren Schichten Schleimhaut, unter dem Bindegewebe mit Blutgefäßen und den Nerven, drei Muskellagen liegen. Diese können den Inhalt des Magens so kräftig hin und her bewegen, dass dieser zerkleinert und zermahlen wird. Daraus entsteht ein durchgemischter Nahrungsbrei, der zum Magenausgang transportiert wird.

Wenn es zu Kommunikationsschwierigkeiten im vegetativen Nervensystem kommt, kann es verschiedene Ursachen haben. Diese Kommunikation kann durch Emotionen, belastende Erlebnisse, Angst und auch Stress gestört werden.

So können diese Faktoren die Magenentleerung verlangsamen oder beschleunigen. Ersteres führt meist zu Verstopfungen und zweiteres meist zu Durchfall.

Zudem kann Stress die Produktion von Magensäure anregen. Wenn dieser Zustand längere Zeit anhält, kann sich die Magenschleimhaut entzünden. Die Folgen daraus sind oft Sodbrennen oder eine Gastritis.

Jeder Mensch reagiert anders auf Stress und demnach auch das Verdauungssystem. Bei manchen Menschen führt es zu Durchfall und andere haben Verstopfungen und leiden unter schmerzhaften Blähungen. Es gibt aber auch Fälle, in denen sich die Betroffenen übergeben müssen. Dafür ist auch die Kommunikation zwischen Kopf und Bauch verantwortlich. Zu hohe psychische Belastung kann dann einen Brechreiz im Gehirn auslösen.

Was aber tun gegen Stress? Es ist naiv anzunehmen, Stress generell verhindern oder auszuschließen zu können. Da jeder Mensch unterschiedlich auf Stress reagiert, gibt es keine Pauschallösung. Es liegt demnach an jedem selbst, die verträgliche Dosierung herauszufinden. Wenn es dann trotzdem auf den Magen schlägt, ist dies als deutliches Warnsignal des Körpers ernst zu nehmen. Ab dann heißt es, Aufgaben zu delegieren oder einen Gang herunterzuschalten. Vergessen Sie niemals, dass kein Job der Welt Ihnen Ihre Gesundheit zurückbringen kann, wenn dauerhafte Schäden entstanden sind.

Wer aber nicht „kalt erwischt" werden möchte, kann Stressabbau erlernen. Vorbeugende Maßnahmen sind zum Beispiel, ganz bewusste Atemübungen durchzuführen. Diese können einen abschalten lassen. Wichtig ist dabei sich auf seine Atmung zu konzentrieren. Dies nimmt wenig Zeit in Anspruch und es reichen oftmals ein paar Minuten um den Stress – zumindest teilweise – abzubauen.

Ein weiterer Trick ist es, sich einen Bereich einzurichten, der ganz gezielt nur für die Ruhephasen gedacht ist. Hier wird weder gearbeitet noch über Dinge nachgedacht, die den Alltag betreffen. Klar ist es leichter gesagt als getan, Sie werden aber merken, dass es durchaus Sinn macht.

Für jeden, der unter Stress leidet, ist der Faktor Zeit das größte Problem. Dabei steht Effektivität an oberster Stelle. Was aber oft nicht berücksichtigt wird ist, dass Stress viel Zeit kostet. Effektiv ist ein Mensch dann, wenn er innerlich ausgeglichen ist. Das will ich Ihnen hiermit ans Herz legen.

Wenn der Tag vollständig durchgetaktet ist, wird oft das eigene Wohl – zur Ruhe zu kommen – vernachlässigt. Nehmen Sie sich die Zeit und machen Sie einfach mal eine Pause. Da reichen schon ein paar Minuten am Tag, um den Körper „runterzufahren“. Am besten ist immer der gleiche Ort, an dem einfach mal das Handy abgeschaltet wird und an dem keine Kollegen oder Freunde sind. Verbringen Sie Zeit mit sich selbst und versuchen Sie Ihre Gedanken um etwas für Sie Positives kreisen zu lassen.

Solche Auszeiten werden dann auch schnell ihre Wirkung zeigen. Sie fühlen sich entspannter und ausgeglichener.

Was die Effektivität betrifft wird sich schnell eine Leistungssteigerung einstellen oder Sie knüpfen an alte Leistungsmöglichkeiten an, die Sie seit längerem vermissen.

Sollte alles nichts helfen, die Stressbewältigung selbst in den Griff zu bekommen, sollten Sie nicht zu lange warten, sich um eine professionelle Hilfe zu kümmern. Denn Stress schlägt nicht nur auf den Magen. Bei längerer Missachtung der „Hilfeschreie“ des Körpers, folgen teilweise verheerende Einbrüche. Nicht zuletzt kann es zu neuzeitlichen Krankheitsbildern wie dem Burn-out kommen.

Dieser kann Sie dann teilweise mehrere Jahre kosten!

Das andere ist, die Vorsorge im gleichen Maße zu beachten. Die Ernährung ist für den menschlichen Körper wie das Benzin für das Auto. Je höher die Oktanzahl von Benzin, desto weniger Verbrennungsrückstände. In der Momentaufnahme oder in jungen Jahren wird das nicht auffallen, egal ob beim Motor oder dem Körper. Wenn die Ablagerungen aber einzelne Funktionen beeinträchtigen, wird es zwangsläufig zu einem Leistungsabfall kommen. In beiden Fällen handelt es sich um eine Maschine.

Der Mensch mit seiner biologischen Maschine und der Verbrennungsmotor als mechanische im Auto.

Die Nutzungsdauer bei einem Auto ist meist nur eine Frage des Geldes. Beim eigenen Körper ist die Antwort nicht ganz so einfach.

Der menschliche Körper ist ein Wunderwerk der Natur, muss aber entsprechend gewartet und gepflegt werden – um bei der Analogie des Autos zu bleiben.

Das bedeutet, guter „Treibstoff“, folglich gute „Verbrennung“ und daraus folgt gute „Leistung“

Gehen wir einen Schritt zurück und betrachten den Treibstoff = Nahrung.

Was braucht unser Körper eigentlich?

Zuerst einmal brauchen wir viel Wasser. Der menschliche Körper besteht im Schnitt aus 60-65 Prozent Wasser. Je nach Alter ändert sich das. So liegt der Wasseranteil bei Kleinkindern bei ca. 85 Prozent, bei einem Erwachsen sind es ca. 70 Prozent und bei einem alten Menschen ca. 50 Prozent.

Zudem benötigt der Körper eine regelmäßige Zufuhr von Fetten, Kohlenhydraten und Eiweißen für die Energieproduktion im Körper. Im gleichen Maße wichtig sind für den Körper Vitamine, Mineralstoffe, Spurenelemente und sekundäre Pflanzenstoffe.

Das klingt nach mehr als „nur“ Benzin und genau darin liegt das größte Problem. Gesteigert wird dieses Problem, wenn mehr Leistung von Körper abverlangt wird.

Bleiben wir aber bei dem „Normalbetrieb“ des Körpers.

Kohlenhydrate haben die größte Bedeutung für den menschlichen Organismus. Dieser „Hauptbrennstoff“ kann teilweise sehr schnell verwertet werden. Traubenzucker als Beispiel wird direkt ins Blut überführt, um es unter anderem Organen schnell zur Verfügung zu stellen.

Bestimmte Nervenzellen benötigen übermäßig viel und andere weniger. Das Gehirn ist dabei der größte Verbraucher.

Eiweiße dagegen werden vornehmlich als Baustoff verwendet, sie können aber auch bei Mangel an Kohlenhydraten zur Energiegewinnung herangezogen werden. Primär steht Aufbau und Produktion von körpereigenen Enzymen sowie von Erbinformationen an erster Stelle. Der Aufbau von Haaren oder Gerüststoffen in Zellen ebenso wie als Transportmolekül im Blut, basieren auf Eiweiß. Sollte der Körper nicht genug Kohlenhydrate zur Verfügung haben, kann er auch auf Eiweiße zurückgreifen und diese in Energie umwandeln.

Fette wiederum sind notwendig für die Zellmembranen und übernehmen wichtige Funktionen zum Aufbau von Nervenzellen.

Zudem werden Fette zur Bildung von Botenstoffen benötigt. Das Körperfett stellt vor allem die größte Energiereserve im Körper.

Verwunderlich ist nicht, dass die größten Verbraucher im menschlichen Körper, nämlich der Kreislauf, das Gehirn und die Organe sind. Auf ihr Konto gehen ca. 70 Prozent des Bedarfs. So sind es bei einem 80 kg schweren Mann 1900 Kilokalorien und bei einer 60 kg schweren Frau ca. 1300 Kilokalorien.

Dieser Durchschnittswert wird stark von der Leistung beeinträchtigt. Je mehr körperliche und geistige Arbeit verrichtet wird, desto größer ist der Verbrauch.

Vitamine werden in fettlösliche und wasserlösliche unterteilt. Die Vitamine E, D, A und K werden den fettlöslichen zugeordnet und die Vitamine B und C den wasserlöslichen.

Mineralstoffe sind Natrium, Kalium, Chlorid, Magnesium, Phosphat und Sulfat.

Spurenelemente sind Eisen, Fluorid, Zink, Eisen, Selen, Kupfer und weitere.

Sekundäre Pflanzenstoffe sind zum Beispiel Karotinoide, Phytosterine und andere.

Diese sogenannten Micronährstoffe sind für unterschiedlichste Aufgaben im Körper zuständig.

Zum Überblick bezüglich der Ernährung gibt es verschiedene Leitfäden und Philosophien. Worüber sich aber alle einig sind, ist die gesamtheitliche Betrachtung aller notwendigen Nährstoffe. So müssen sie auf irgendeine Weise und Form dem Organismus zugeführt werden.

Dazu hat die DGE (Deutsche Gesellschaft für Ernährung) eine 10-Regelung verfasst:

- Lebensmittelvielfalt genießen
- Gemüse und Obst – nimm „5 am Tag"
- Vollkorn wählen
- Mit tierischen Lebensmitteln die Auswahl ergänzen
- Gesundheitsfördernde Fette nutzen
- Zucker und Salz einsparen
- Am besten Wasser trinken
- Schonend zubereiten
- Achtsam essen und genießen
- Auf das Gewicht achten und in Bewegung bleiben

Mit diesen 10 Regeln hat jeder eine einfache Orientierungshilfe an die Hand bekommen. Diese ist nicht immer umsetzbar, aber das ist für den menschlichen Organismus kein Problem, solange überwiegend nach diesen Richtlinien gelebt wird.

Die gute Nachricht ist, es ist nie zu spät, damit anzufangen. Der menschliche Organismus ist wie schon gesagt ein Wunderwerk der Natur. Dabei geht die Natur für den Menschen vielleicht bedingungslos vor. Das Prinzip ist recht einfach: Try and Error – so ist die Devise der Natur. Wenn etwas nicht überlebensfähig ist, dann stirbt es aus. Mit der menschlichen Entwicklung ist es nicht anders verlaufen. Der Homo sapiens ist die letzte Art der Gattung Homo aus der Familie der Menschenaffen. Dass die Entwicklung des Körpers nicht mit der künstlich geschaffenen gesellschaftlichen Entwicklung mithalten kann, ergibt sich aus entsprechenden Reibungspunkten. Im Umkehrschluss bedeutet dies, dass je mehr sich die Menschen an den schnellen Wandel anpassen, desto weiter entfernen sie sich von der körperlich, evolutionären Entwicklung. Die Folgen daraus sind unter anderem die sogenannten

Zivilisationskrankheiten. Zweifelsohne stehen einige im direkten Zusammenhang mit der Ernährung und andere haben nichts damit zu tun. Unterm Strich betrachtet ist dies angesichts unserer Möglichkeiten aber nicht immer relevant. Denn was Ernährung angeht, haben wir ein naturgegebenes „Frühwarnsystem“. Dazu zählen viele äußerliche Merkmale, die durch fehlende Stoffe im Körper ersichtlich werden. Auch stressbedingte Signale und Merkmale können Indikatoren für ein Ungleichgewicht sein. So sind weiße Stellen an Fingernägeln, Haarausfall und eine belegte Zunge nur wenige Beispiele, die sich zeigen. Vieles ist schnell behebbar und reguliert sich ohne bleibende Schäden. Andere Anzeichen zeigen sich schon viel deutlicher. Schwindelanfälle, das Zucken im Muskel, Gelenkschmerzen oder Kribbeln in den Gliedmaßen können schon gravierende Mängel an bestimmten Nährstoffen signalisieren.

Es muss aber nicht dazu kommen, wenn wir uns abwechslungsreich und ausgewogen ernähren. Die Vorsorge zu vielen möglichen Erkrankungen liegt daher auf der

Hand. Was ist aber eine gesunde und ausgewogene Ernährung?

Dieser Frage sind schon viele nachgegangen und es gibt dazu viele Ansätze. Egal ob vegetarisch, vegan oder die sogenannte Mischkost (= Kost, die pflanzliche und tierische Produkte gleichermaßen enthält) – jede Art beharrt auf ihre Richtigkeit. Daher ist es eine individuell zu beantwortende Frage. In jedem Fall gibt es aber Nahrung, die auf den Körper belastend wirkt und andere wiederum eher nicht. Ein anderes Faktum ist, was der Körper an Nährstoffen regelmäßig aufnehmen muss. Daher vertritt der Autor die Meinung, dass diese Kenntnis ausreicht, um für sich selbst zu entscheiden, wie man sich gesund und ausgewogen ernähren kann.

Da der Magen-Darm-Trakt aber genau diese Nahrung verarbeiten muss, wird es unumgänglich sein, auf „seine“ Signale zu achten und entsprechend zu handeln. Nicht umsonst hat der Magen-Darm-Trakt in letzter Zeit die Aufmerksamkeit auf sich gelenkt. Die heutige Forschung fördert immer mehr zu Tage und zeigt auf, wie zentral dieser Teil des menschlichen Organismus sich darstellt.

Das Essen legt in der Zeit von der Aufnahme bis zum Ausscheiden ca. 12 Meter zurück und benötigt dazu ca. 70 Stunden. Auf die durchschnittliche Lebenserwartung eines Menschen errechnet sich ein Verarbeitungsvolumen von ca. 45 Tonnen Nahrung.

Diese Eckdaten sollten dazu anregen, auf seinen Magen-Darm-Trakt zu achten und sollen zudem erkennen lassen, dass die Verarbeitung nur so gut ist, wie die Qualität der Nahrung selbst.

Ferner muss nochmals verdeutlicht werden, dass der Magen-Darm-Trakt dafür sorgt, dass überhaupt Nährstoffe in den Körper gelangen. Er ist also nicht nur eine Nebensächlichkeit. Krankheiten entstehen dort, wo die Möglichkeit am größten ist. Schädliche Bakterien und Viren sind anpassungsfähig und der Körper muss sich immer neu auf die Umstände anpassen. Daher kann man den Darm auch gerne als Schule bezeichnen. Denn das Immunsystem steht in reger Verbindung zu den dort angesiedelten Bakterien. Jeder Mensch trägt alleine im Dickdarm an die 2 kg Bakterien jeden Tag mit sich herum. Diese sprichwörtlichen Lebensspender sorgen für den Abbau von Ballaststoffen, die der Körper aufnehmen kann oder sind für die Produktion von Vitaminen und Hormonen verantwortlich. Zudem sorgen sie dafür, dass sich keine Krankheitserreger niederlassen können. Eine besondere Bedeutung kommen den Darmzellen zu. Da diese maximal 4 Tage in dieser Umgebung überleben können, müssen sie schnell wachsen und sich erneuern. Dies bedeutet aber auch, dass ein größeres Risiko besteht, dass Zellen mutieren und im schlimmsten Fall Krebs auslösen. Dazu muss es aber nicht kommen, wenn die Darmflora sich im Gleichgewicht befindet.

Ernährung und Rezepte

Bei welchen Lebensmitteln sollte im Fall einer Gastritis genauer hingeschaut werden?

- **Scharfe Gewürze**
  Wenn generell auf scharfe Gewürze verzichtet wird, wäre das von Vorteil. Ansonsten nur in sehr geringem Maße.
- **Fleisch und Wurst**
  Insbesondere stark fetthaltige, geräucherte oder gepökelte Wurst sollte vermieden werden. Gleiches gilt für scharf angebratenes, fettiges oder mit Speck gespicktes Fleisch. Ebenso vermieden werden soll Geflügelhaut.
- **Milch und Milchprodukte**
  Vollmilch, Sauerrahm mit mehr als 20 Prozent Fett und gesäuerte Milchprodukte sind nicht gut bei Gastritis. Gleiches gilt für alle Käsesorten, die über 45 Prozent Fettanteil enthalten. Dazu kommen noch würziger Käse oder Schimmelkäse, reifer Camembert oder Bergkäse.
- **Backwaren und Brot**
  Grundsätzlich bereitet frisches Brot viele Probleme bei Gastritis, dabei spielt

es keine Rolle, aus welchem Getreide das Brot besteht. Gleiches gilt für andere frische Backwaren sowie fettige Backwaren.

- **Fisch**
  Fettige Fischsorten wie Hering oder Aal und auch geräucherter Fisch sind nicht gut bei Gastritis. Auch von eingelegtem und konserviertem Fisch sollte man die Finger lassen.
- **Gemüse und Kartoffeln**
  Grundsätzlich ist auf schwer verdauliches und blähendes Gemüse zu verzichten. Dazu gehören unter anderem Kohl, Zwiebel, Lauch, Paprika und Pilze. Auch Hülsenfrüchte haben nichts auf dem Speiseplan zu suchen.
- **Kartoffeln** sind tabu, wenn sie in Fett gebraten werden. Ebenso, wenn sie in Salaten verarbeitet werden und/oder mit Speck, Mayonnaise oder viel Öl angemacht wurden.
- **Nüsse und Obst**
  Unreifes Obst oder Steinobst sollten nicht verzehrt werden. Gleiches gilt für Nüsse, Mandeln, Avocados und Pistazien.

Nahrungsmittel, die **bedenkenlos** gegessen werden können, sind:

- Reis
- Kartoffeln oder Kartoffelpüree
- Fenchel
- Karotten
- Junger Kohlrabi
- Grüne Erbsen
- Zucchini
- Tomaten
- Grüner Salat

Nahrungsmittel, die **nur in Maßen** erlaubt sind:

- Honig oder Marmelade
- Frische oder getrocknete Kräuter
- Milder Essig
- Salz
- Zitrone

Der Autor ist bemüht, keiner Ernährungsphilosophie zu folgen oder den Leser dazu zu „überreden“, dass eine als besser oder schlechter einzuordnen ist. Bei folgendem Abschnitt habe ich mich dazu entschlossen, diese Art der Ernährung zu empfehlen, da sie zum einen aus der Betrachtung des Nährstoffgehaltes getroffen wurde und zum anderen die Verträglichkeit für das Verdauungssystem gewährleistet wird. Diese zwei Gesichtspunkte sind wissenschaftlich belegt und können jederzeit geprüft werden.

Es geht um die sogenannte Paleo-Ernährung oder auch Steinzeiternährung. Sie beruht auf dem Gedanken, dass mit ihr ein Maximum an Nähstoffen und ein Minimum an Reizstoffen ein gesünderes und natürlicheres Leben ermöglicht wird. Hierzu wird auf alle industriell gefertigten Produkte verzichtet. Im Klartext konzentriert sich diese Form der Ernährung auf Produkte, die natürlich und unverarbeitet sind. Übertragen auf die heutige Zeit bedeutet es nicht, dass jeder, der Fleisch essen will, jetzt auf die Jagd gehen muss. Vielmehr muss es so übertragen werden, dass im Beispiel des Fleisches beim Metzger des Vertrauens eingekauft wird.

Welche Vorteile hat diese Ernährungsform?

Im ersten Gedankenzug muss sich jeder die Frage stellen, woher denn unsere Lebensmittel kommen. Was ist davon noch natürlich und welche Fremdstoffe beinhaltet ein Lebensmittel? Ausgehend von den deutschen Vorschriften bezüglich der Kennzeichnungspflicht, wird von den Herstellern nur der vorgeschriebene Teil ausgewiesen. Sonstige Stoffe werden erst benannt, wenn Druck ausgeübt wird. Doch bleiben wir bei den Stoffen, die ausgewiesen werden. Oftmals ist der Konsument einfach nur überfordert mit dem, was auf der Verpackung steht und verlässt sich mehr oder weniger auf irgendwelche Siegel und Gütezeichen. Wenn dann der nächste Bericht herauskommt, wie Nahrungsmittel verarbeitet werden und wie ungesund sie teilweise sind, ist die Empörung groß. Was aber dagegen tun?

Es wird im Zuge dieses Ratgebers ganz bewusst auf den Begriff „Bioprodukte“ verzichtet, denn auch diese sind nicht selten von Skandalen betroffen.

In der Theorie klingt es oftmals einleuchtend, was manche Ernährungsformen versprechen. Diese sind aber in der Praxis nur mit erheblichem Aufwand zu schaffen. Die gesamtheitliche Betrachtung darf dabei nicht unberücksichtigt bleiben.

Ohne die Industrie in Schutz zu nehmen, darf man den Nahrungsbedarf der Menschheit nicht vergessen. Dieser steigt stetig an. Dem gegenüber steht aber die Tatsache, dass unser Planet nicht „mitwächst". Das heißt, die Flächen zum Anbauen werden im Verhältnis betrachtet immer kleiner. Wenn zudem die Nutztierhaltung gerechnet wird, ist das Angebot an nutzbaren Flächen nicht mehr sonderlich groß.

Wenn also in der Steinzeit oder eben auch bei den Naturvölkern diese Ernährungsform sich als gesünder gezeigt hat, so kann sie nicht eins zu eins übertragen werden.

Vielmehr wird ein Umdenken angebrachter sein, um die Verhältnismäßigkeit zu wahren. Und genau dies geschieht auch in den Supermärkten und dem Handel.

Jetzt stehe ich im Supermarkt und frage mich, was ich denn jetzt alles nach der Paleo-Ernährungsform kaufen darf.

Sicher ist, dass unbehandelte Lebensmittel auch hier gefunden werden können. Da gibt es die eingefrorenen Lebensmittel wie Obst und Gemüse. Die meisten Supermärkte bieten mittlerweile auch unbehandeltes Obst und Gemüse an. Auch frische Eier aus artgerechter Haltung lassen sich zunehmend finden. Manche Supermärkte bieten auch eine Fischertheke für Fleisch, Wurst, Fisch und Käse an.

Wenn jetzt damit verglichen wird, was die Paleo-Ernährung vorschreibt, bleibt nicht mehr viel über, was nicht im Supermarkt gekauft werden kann.

Erlaubte Lebensmittel sind:

- Frisches (oder eingefrorenes) Gemüse in allen Farben, Formen und Variationen
- Fleisch aus artgerechter Haltung. Es spielt dabei fast keine Rolle, welches Stück Fleisch Sie kaufen. Ob es sich dabei um Innereien oder Fleisch mit Knochen handelt, die Auswahl ist groß.
- Fisch aus Wildfang ist reich an Nährstoffen, die wichtig für den menschlichen Körper sind. Es sollte nur wenig Thunfisch oder Schwertfisch gekauft werden, da die Belastung mit Schwermetallen verhältnismäßig hoch ist.
- Meeresfrüchte und Algen
- Eier aus artgerechter Haltung

- Frische Kräuter und Gewürze, sie enthalten gesunde ätherische Öle und können sich wohltuend auf den Körper auswirken.
- Nüsse und einige Samen wie Sonnenblumenkerne, Leinsamen, Chiasamen, Flohsamen, Sesam oder Mohn.
- Gesunde Öle und Fette sind ein wichtiger Energieträger für den menschlichen Organismus. Fett kann hierbei aus mehreren Quellen bezogen werden. Gesunde Fette finden sich in Fleisch aus artgerechter Haltung sowie in Fisch und Eiern aus artgerechter Haltung. Zudem kommen die Fette aus Früchten wie Kokosprodukten, Avocados und Oliven. Nicht zu vergessen sind Fette und Öle, die sich zum Kochen eigenen. Dazu zählen Schmalz, Butterschmalz, Olivenöl und Kokosöl.
- Tee und Kaffee. Besser als ihr Ruf sind sie, wenn sie aus natürlichem Anbau stammen und unverarbeitet gekauft werden.
- Zuckerfreie Getränke, am besten eignet sich aber Wasser.
- Honig und Ahornsirup machen manche Speisen dann doch etwas leckerer.

Was nicht erlaubt ist:

- **Getreide**
  Es wurde erst im Zuge der Zivilisation stark als Nahrungsmittel verbreitet. Doch sind es die modernen Arten des Getreides, die zahlreiche Reizstoffe beinhalten und den Körper belasten können.
- **Zucker und Süßigkeiten**
  Es kam früher nur in Form von Honig, Beeren und Obst vor. Mittlerweile steht Zucker ganzjährig zur Verfügung, insbesondere in Form von Süßigkeiten und anderen süßen „Leckereien“. Sehr häufig werden Zucker oder Zuckerersatzstoffe in vielen anderen Lebensmittel verarbeitet.
- **Industriell gefertigte Softdrinks und Fruchtsäfte**
  Diese beinhalten unter anderem sehr viel Zucker oder Zuckerersatzstoffe.
- **Alkohol**
  nur in Maßen und nur zu besonderen Anlässen
- **Hülsenfrüchte**
  Dabei kommt es auf die Verarbeitung an. Wenn sie lange gekocht werden,

sind sie gelegentlich zugeführt, kein Problem.

- **Milchprodukte**
  Bis heute kommt es trotz des hohen Konsums von Milchprodukten häufig vor, dass Menschen Laktoseintoleranz zeigen oder unter Milchprotein-Unverträglichkeit leiden.
- **Verarbeitete Nahrungsmittel und künstliche Zusatzstoffe**
- **Raffinierte, industrielle Speiseöle und Fette**
- **Industriell verarbeitetes Fleisch**

Die Paleo-Ernährung hat aber insgesamt kein einheitliches Konzept. Dies bedeutet, dass sich gewisse Spielräume ergeben. Der Grundsatz ist, dass alles erlaubt ist, was unsere Vorfahren jagen, sammeln, pflücken und fischen konnten.

Insgesamt erwiesen Studien, dass die Paleo-Ernährung sich sehr positiv auf die Reduktion von Körperfetten ausgewirkt hat. Zudem wurde insbesondere bei Diabetes Typ 2 eine signifikante Verbesserung der Werte registriert.

Mit Skepsis wird immer noch das Weglassen von Getreide, Hülsenfrüchten und

Milchprodukten auf einen längeren Zeitraum gesehen.

Bei genauerer Betrachtung ist sofort zu erkennen, dass sich die „verbotenen“ Nahrungsmittel bei der Paleo-Ernährung auch mit denen, die bei einer Gastritis verboten sind, decken. Dass es sich hierbei nicht um einen Zufall handelt, hat seinen wissenschaftlichen Grund.

Der Mensch ist in seiner Anpassungsfähigkeit fast ungeschlagen. Dies ist unter anderem sein Garant, sich in fast jeder Lage zu helfen. Gleiches gilt für sein Organismus. Viele Wissenschaftler streiten sich darüber, ob der Mensch eigentlich Pflanzenesser oder Fleischesser ist, was für mich persönlich eine unnötige Diskussion darstellt. Unter ernährungsbezogenen Aspekten betrachtet, ist und bleibt der Mensch ein Mischkostesser. Dies ergibt sich aus der Tatsache, dass wenn sich die Ernährung nur auf pflanzliche oder auch nur auf tierische Produkte versteift, sich eine zusätzliche Zuführung von Nährstoffen nicht vermeiden lässt. So haben als Beispiel Veganer das Problem, den Vitamin B12 Haushalt zu regulieren. Fleischesser haben zum Beispiel das Problem, nicht (?)

genug Vitamin C aufzunehmen. In beiden Fällen können diese Vitamine nicht vom Körper produziert werden. Doch sind sie extrem wichtig für den Organismus des Menschen. Anatomische Merkmale des Menschen lassen keine eindeutigen Beweise zu, die weder das eine noch das andere festschreiben könnten. So ist die logische Konsequenz, dass aus Sicht des Nährstoffbedarfes nur eine Mischkost in Frage kommt. Eine natürliche Weise, diesen Bedarf zu decken, gibt es für beide Extreme nicht.

Schlusswort

Gastritis ist zwischenzeitlich als Zivilisationskrankheit einzustufen. Vieles was mit dem schnellen Leben der heutigen Zeit zu tun hat, erhöht das Risiko an einer Gastritis zu erkranken enorm. Viel zu schnell und zu lange setzen wir uns Stressfaktoren aus, die genauso schnell und manchmal auch chronisch körperliche Beschwerden bedingen. Dazu kommt die Art unserer Ernährung. Es muss schnell gehen, alles andere spielt fast keine Rolle mehr. Dies hat früher noch im Erwachsenenalter begonnen, mittlerweile betrifft es immer mehr Kinder. Der Alltag wird meist vom Leistungsdruck diktiert. Welche Konsequenzen es für unseren Organismus hat, wird in jungen Jahren oft nicht berücksichtigt. Die Analogie zum Verbrennungsmotor scheint aber sehr passend und zutreffend zu sein. Schlechtes Benzin = schlechte Nahrung, folglich hoher Verbrennungsrückstand = Ablagerungen und ungünstige Veränderungen des Organismus. Letztlich erfolgt im Motor eine schlechtere Leistung =

schlechtere Leistung des Körpers und des Geistes.

Dabei gibt es in den meisten Fällen einfache Methoden, diesen Kreislauf zu durchbrechen. Die radikale Methode ist die des sogenannten Aussteigers, der nach Alaska oder in vergleichbare Orte auswandert. Nun will nicht jeder in der Wildnis leben, sondern einfach sein Leben wieder bewusster gestalten. Wenn der Mensch sein Leben wieder in die eigene Hand nimmt, es bewusster lebt, hat das auch Auswirkungen auf die Ernährung. Denn wer sich bewusst ist, was er da isst, wird wohl kaum künstlich hergestellte Nahrung zu sich nehmen. Noch drastischer wird es, wenn jeder sehen könnte, wie Nutzvieh oftmals behandelt und zu Nahrung verarbeitet wird. Gleiches gilt für das Anbauen von Obst und Gemüse. Dabei spielt die Werbung eine große Rolle. Von selbstbestimmtem Leben ist hierbei längst nicht mehr die Rede. Die Manipulation am Konsumenten ist derart groß, dass wir oft meinen, etwas Gutes getan zu haben und bewirken aber das Gegenteil.

Gastritis ist also eine Auswirkung, die unter dem Druck der Gesellschaft entsteht.

Das ist auch der Grund, warum der Autor sich derart mit den Umständen beschäftigt. Dies ist alleinig der Vermeidbarkeit geschuldet. Bis auf wenige Ausnahmen, wie der Autoimmunschwäche, kann die Gastritis gesteuert vermieden werden.

Vieles hängt mit dem Entschleunigen des Lebens zusammen. Weniger Zeitdruck bedeutet weniger Stress und bewussteres Handeln. Dazu kommt, dass es wieder Platz im Leben gibt, seine Sinne zu schärfen. Das eigene Körpergefühl tritt wieder in den Vordergrund.

Eine der wichtigsten Begleiterscheinungen von einer ausgeglichenen Lebensweise ist das Glücksgefühl. Laut internationaler Forschung wird Glück zu 50 Prozent durch die Gene bestimmt. Die Lebensumstände machen 10 Prozent aus und werden ergänzt mit 40 Prozent, die in unserer eigenen Hand liegen. Was bedeutet, dass das Glücklichsein selbst bestimmt werden kann. Dem Grunde nach ist Glück nur ein weiteres „Werkzeug" des Gehirns, um zu lernen. Denn das was glücklich macht, wird logischerweise lieber gemacht, als das, was unglücklich macht.

Im Kern wird dieser Vorgang im Gehirn missbraucht. Zucker spielt dabei eine große Rolle. Da der Zucker für das Gehirn ein wahres Feuerwerk darstellt, ist das Verlangen danach in Verbindung mit dem Glücksgefühl eine Falle. In der Natur wird Zucker nur saisonal bereitgestellt. Durch die industrielle Herstellung ist der Zucker immer verfügbar. Dabei verhält sich das Konsumverhalten ähnlich wie bei einem Drogenabhängigen, denn auch hier werden ähnliche Prozesse im Körper ausgelöst.

Die Konsequenz ist zwangsläufig die Schädigung des eigenen Organismus.

Wie an diesem Beispiel erkannt werden kann, ist es nicht abwegig, dem Ursprung der Natur zu folgen. Es hat sich in vielen Dingen bewiesen, dass wir Menschen zwar meinen, alles besser zu wissen, aber nicht zum letzten Mal von der Natur wieder auf die Schulbank verwiesen werden.

In diesem Sinne, hört auf euren Bauch in doppelter Hinsicht. Der Verstand ist auch bei diesem „Gefühl“ involviert und ist manchmal die bessere Wahl, als zu viel darüber nachzudenken.

Rezepte

Zucchinicremesuppe

Portionen: 4

Zutaten:

- 2 Zucchini (mittelgroß)
- 1/2 Zwiebel (fein gehackt)
- 3/4 l Gemüsesuppe (oder Hühnersuppe)
- 1/2 Becher Schlagobers (oder Crème fraîche, ca. 125 g)
- 1 EL Kochfett
- Thymian (frisch)
- Salz

Zubereitung:

Für die Zucchinicremesuppe die Zucchini kleinwürfeln, die Zwiebeln in Kochfett anschwitzen. Zucchini und einige Blätter Thymian hinzufügen und kurz mitbraten. Mit Suppe und Obers aufgießen und garkochen. Mit einem Pürierstab cremig rühren und die Zucchinicremesuppe mit Salz abschmecken.

Folienfisch-Variation

Portionen: 1

Zutaten:

- 1 Fischfilet
- etwas Zitronensaft
- Olivenöl
- Salz
- Gemüse (Karotten, Zucchini, grüner Spargel, je nach Wunsch, mit dem Sparschäler in hauchdünne Scheiben geschnitten)
- etwas Weißwein (nach Belieben)

Zubereitung:

Gemüse (Karotten, Zucchini, grüner Spargel, je nach Wunsch, mit dem Sparschäler in hauchdünne Scheiben geschnitten)

Schnelle Biskuitroulade mit Erdbeermarmelade

Portionen: 4

Zutaten:

- 160 g Zucker
- 6 Stck. Eier
- 1 Pckg. Vanillezucker
- 120 g Mehl
- Erdbeermarmelade (zum Bestreichen)

Zubereitung:

Für die schnelle Biskuitroulade Eigelb, Zucker und Vanillezucker sehr schaumig schlagen, das steif geschlagene Eiweiß unterheben und das Mehl zum Schluss vorsichtig einarbeiten. Die Masse auf ein mit Backpapier ausgelegtes Blech streichen und bei 210° C etwa 10 Minuten lang backen. Die Roulade auf ein Tuch stürzen und das Backpapier vorsichtig abziehen. Mithilfe des Tuches zu einer Rolle aufrollen und auskühlen lassen. Wieder entrollen und die schnelle Biskuitroulade beliebig mit Marmelade bestreichen.

Lachs mit Karotten-Zucchini-Sauce und Reis

Portionen: 4

Zutaten:

- 6 Karotten
- 1 gestrichener TL Dill
- 1 EL Mehl
- 2 Stücke Lachs
- 1 Becher Reis
- 1 Würfel Suppengewürz

Zubereitung:

1. Den Lachs salzen, eventuell pfeffern und mit Dill bestreuen. So viel Wasser in eine Pfanne geben, dass gerade so der Boden bedeckt ist. Den Lachs schonend darin dünsten.
2. Karotten und Zucchini in dünne Scheiben schneiden und mit 1 TL Dill und dem Würfel Suppenwürze in etwas Wasser dünsten.
3. Den Reis im Verhältnis 1:2,5 mit Wasser und etwas Salz garkochen. Ist das Gemüse gar, das Mehl und etwas kaltes Wasser in einem Becher glattrühren, zum Gemüse geben und die Sauce damit abbinden.

Bulgur-Gemüse-Salat

Portionen: 4

Zutaten:

- 2 Tassen Bulgur
- 4 Möhren
- 2 kleine Zucchini
- 1 Tasse Erbsen, TK
- Gemüsebrühe
- Salz und Pfeffer
- Petersilie, Koriander und/oder
- Minze, optional

Zubereitung:

1. Den Bulgur nach Packungsanweisung zubereiten und dann auskühlen lassen.
2. Möhren schälen, Zucchini waschen. Beides in kleine Würfel oder Streifen schneiden. Zusammen mit den Erbsen in etwas Öl garen. Das Gemüse mit etwas Brühe unter den Bulgur heben und mit ein wenig Salz und Pfeffer abschmecken. Nach Wunsch und Ermessen frische Kräuter wie Petersilie, Minze oder Koriander unterheben.

Moro-Suppe

Portionen: 4

Zutaten:

- 500 g Karotte(n)
- 1 Liter Wasser
- 3 g Salz

Zubereitung:

Die Karotten schälen und klein schneiden. In 1 Liter Wasser 60 Minuten kochen, anschließend im Wasser pürieren und mit abgekochtem Wasser wieder auf 1 Liter Flüssigkeit auffüllen. Das Kochsalz zufügen und gut verrühren.

Pangasiusfilet in Estragonsoße

Portionen: 4

Zutaten:

- 4 Fischfilet(s), (Pangasius), ca. 150 g
- 4 EL Wasser
- 80 g Weizenmehl
- 4 TL Gemüsebrühe, gekörnte
- 4 EL Essig, (Estragonessig)
- 4 EL Frischkäse, 0,2 % Fett
- Meersalz, Pfeffer, weißer Muskat
- 1 Peperoncini, getrocknet
- 4 TL Estragon, getrocknet

Zubereitung:

1. Das Pangasiusfilet (auch "Schlankwels" genannt, was aber keinen Einfluss auf mein Rezept hatte) in ca. 1 cm breite Stücke schneiden und wenn man es mag und verträgt, mit wenig getrockneten Peperoncini bestreuen.
2. Wasser und Mehl in einer Pfanne kalt verrühren und unter gelegentlichem Rühren mit dem Schneebesen aufkochen lassen. Brühpulver dazugeben und gut durchkochen lassen, damit der Mehlgeschmack vergeht. Estragonessig dazugeben und den Frischkäse unterrühren. Die Soße sollte jetzt einen schönen Glanz bekommen haben. Mit Salz, Pfeffer und Muskatnuss mild abschmecken, dann die getrockneten Estragonblätter hinzugeben und nochmals abschmecken. Die Pangasiusfiletstücke in die Soße geben, die Pfanne vom Feuer ziehen und den Fisch in ca. 10 Minuten einfach in der heißen Soße gar ziehen lassen.
3. Dazu gab es bei mir Naturreis und in Gemüsebrühe gedämpfte Brokkoliröschen, die ich als Bouquet angerichtet habe.

Möhrensuppe

Portionen: 4

Zutaten:

- 12 große Möhre(n)
- 1 Liter Gemüsebrühe
- Ingwer

Zubereitung:

Die Möhren schälen und in Stücke schneiden. Je kleiner/größer die Stücke, desto kürzer/länger die Kochzeit. In der Gemüsebrühe garen, bis die Möhren weich sind, dann fein pürieren. Den Ingwer schälen und fein reiben. In die Suppe geben und nochmal aufkochen lassen.

Kartoffel-Spinat-Suppe

Portionen: 6

Zutaten:

- 1 Bund Spinat gewaschen, gesäubert und in Stücke geschnitten (350 g)
- 1 Liter Gemüsebrühe
- 1 mittelgroße Kartoffel, in Scheiben geschnitten
- 2 EL Öl
- 1 Tomate, geschält
- 1 Stück Zwiebel
- Meersalz nach Geschmack

Zubereitung:

1. Öl erhitzen und bei schwacher Hitze andünsten, die Kartoffelscheiben, Spinat, Tomaten und gehackte Zwiebel mit etwas Salz, und Gewürze dazugeben.
2. Mixen Sie ein wenig von der Soße mit Gemüsebrühe, dann in einen Topf geben und fügen Sie die Sauce dazu und kochen lassen. Heiß servieren.

Apfel Dessert

Portionen: 4

Zutaten:

- Für ein Kilo Äpfel
- 400 g brauner Zucker
- 2 Birnen, in Scheiben geschnitten
- Wasser

Zubereitung:

1. Waschen und schneiden Sie die Äpfel und entkernen Sie diese. Nicht schälen.
2. Die Äpfel in Würfel schneiden und in einem Topf mit dem Zucker und etwas Zitronensaft legen.
3. 24 Stunden marinieren lassen.
4. Am nächsten Tag kochen Sie die Birnen. Wenn es anfängt zu kochen, Hitze reduzieren, bis die Äpfel gekocht sind, aber aufpassen, wenn diese nicht sehr wasserreich sind, Kochzeit reduzieren, die Zeit hängt von der Art der Äpfel ab.
5. Warm servieren. Es ist ein ausgezeichnetes Magen-Tonikum.

Gedämpfter Reis mit Gemüse

Portionen: 4

Zutaten:

- 3 Tassen Reis gewaschen und einen Tag eingeweicht
- 5 1 / 2 Tassen Wasser
- 2 EL Öl
- 1 EL Olivenöl
- 1 Zitrone
- Blumenkohl
- Spinat
- Brokkoli
- Möhre
- Meersalz

Zubereitung:

Man kocht das Wasser mit dem Öl und Salz. Wenn es kocht, den Reis dazugeben. Kochen Sie das Gemüse im Dampf. Den Reis 30 Minuten köcheln lassen. Entfernen Sie das Gemüse und fügen Sie Olivenöl, Zitrone und Meersalz dazu. Das Gemüse mit dem heißen Reis servieren.

Haferflocken Hamburger

Portionen: 4

Zutaten:

- 1 Tasse Haferflocken
- 1 Tasse Sojamilch
- 1 Esslöffel Petersilie
- 1 Esslöffel Tamari
- 1 Ei
- Meersalz nach Geschmack
- 1/2 Tasse Vollkorn-Semmelbrösel

Zubereitung:

1. Haferflocken in der Milch einweichen für ½ Stunde (dann durch ein Sieb geben).
2. Die restlichen Zutaten hinzufügen und verrühren, bis eine kompakte Paste entsteht. Wenn diese zu trocken ist, fügen Sie einen Spritzer Soja-Milch dazu, wenn sie zu flüssig ist, fügen Sie mehr Brotkrümel oder Haferflocken dazu.
3. Gut mischen, würzen und die Hamburger formen.
4. Braten Sie die Hamburger in einer Pfanne mit ein wenig Öl.
5. Servieren Sie diese mit gedünstetem Gemüse-Salat.

Leichtes Mittagessen

Portionen: 4

Zutaten:

- 300 g Rinderfilet, in dünne Scheiben geschnitten
- 10 EL Sojasauce
- 4 EL Sherry
- 400 g Zuckerschote(n)
- 2 TL Öl
- 2Mango(s)
- Cayennepfeffer
- 2 EL Sesam
- Salz

Zubereitung:

1. Rindfleisch mit Sojasauce und Sherry beträufeln.
2. Die Zuckerschoten putzen und in Stücke schneiden. In kochendem und gesalzenem Wasser etwa 4 Min. garen und anschließend abgießen.
3. Das Fleisch in Öl kurz anbraten. Die Mango schälen und in kleine Stücke schneiden. Mangostücke zusammen mit den Zuckerschoten zufügen und kurz mitbraten. Mit Sojasauce und Cayennepfeffer abschmecken. Anrichten und mit Sesamsamen bestreuen.
4. Dazu Reis reichen.

Cream - das Mittagessen

Portionen: 4

Zutaten:

- 2 EL Butter
- 2 EL Mehl
- 200 ml Milch
- 500 ml Gemüsebrühe
- 2 EL Tomatenmark
- 200 ml Wasser
- 1 Becher Crème fraîche
- 500 g Gemüse nach Wahl*
- 500 g Geflügelfleisch, z. B. Hühnerbrust
- 1 kg Kartoffel(n)
- Salz und Pfeffer nach Bedarf
- Pflanzenöl zum Braten

**z. B. Paprika, Brokkoli, Blumenkohl, aber auch Champignons passen.*

Zubereitung:

1. Kartoffeln schälen, in Salzwasser kochen, bis sie gar sind. Wasser abgießen und Kartoffeln kurz dämpfen.
2. Das Fleisch in große Würfel schneiden und in etwas Öl anbraten. Mit Champignons und Paprika genauso verfahren. Brokkoli oder Blumenkohl waschen, die Röschen in Salzwasser bissfest garen.
3. Für die Sauce 2 EL Butter erhitzen und das Mehl einrühren. Die Mehlschwitze mit der Brühe ablöschen. Tomatenmark, Milch und Crème fraîche unterrühren. Den Inhalt der Pfanne dazugeben sowie das gegarte Gemüse. Damit es nicht zu dick wird, das Wasser nach Bedarf hinzufügen.
4. Die Teller mit Salzkartoffeln und der "Cream" anrichten und mit frisch gemahlenem buntem Pfeffer dekorieren.
5. Das Gericht ist ursprünglich mit Fertig-Rahmsauce entstanden, in die einfach Crème fraîche eingerührt wurde. Ein Freund fand es so lecker und wollte wissen, wie es heißt. Als ich meinte, es habe keinen Namen, meinte er, dann hieße es ab jetzt "Cream".

Zucchini-Schinken-Pfannkuchen für kleine Feinschmecker

Zutaten:

- 1 Zucchini, ca. 250 g
- 100 g Schinken, mager
- 0,5 TL Thymian
- 2 EL Butter, geschmolzene
- 250 g Mehl
- 0,5 TL Backpulver
- 2 Ei(er)
- 250 ml Buttermilch
- 150 g Magerquark
- n. B. Salz und Pfeffer
- n. B. Knoblauchgranulat
- 5 EL Öl, neutrales, zum Braten
- evtl. Petersilie oder Basilikum

Zubereitung:

1. Zucchini raspeln und mit 1 TL Salz bestreuen. 10 Min. stehen lassen, in ein Sieb abschütten und kräftig mehrmals ausdrücken.
2. Mehl mit Backpulver mischen, flüssige Butter, Eier, Buttermilch und Quark zugeben und kräftig mit einem Schneebesen verrühren. Würzen mit Salz, Pfeffer, Thymian (kann auch weggelassen werden oder durch frische Petersilie bzw. Basilikum ersetzt werden) und einige Umdrehungen Knoblauchgranulat aus der Mühle (ich nehme für die Pfannkuchen keinen frischen Knoblauch, der ist mir für die Kinder zu kräftig und könnte beim Braten zu schnell verbrennen). Wer keinen getrockneten Knoblauch verwenden will, lässt ihn einfach weg. Den gut verrührten Teig (wer Angst hat, es könnte "Knübbelchen" geben, nimmt lieber einen elektrischen Mixer) 10 Min. quellen lassen. Die ausgedrückten Zucchini und die Schinkenwürfel zugeben und gut verrühren. Abschmecken und falls Salz fehlt, unbedingt nachsalzen. Die Puffer dürfen nicht fad

schmecken, das mögen auch kleine Kinder nicht!

3. Jeweils ein EL Öl in einer Pfanne erhitzen und jeweils 3-4 kleine Puffer hineingeben. Von beiden Seiten schön hellbraun und durchbacken.

Tipp: *Lecker ist eine Knoblauch-Joghurtsauce dazu (einfach Naturjoghurt mit Salz und frischem Knoblauch verrühren). Meine Kiddies essen sie aber am liebsten pur oder mit einem kleinen Klecks Tomatenketchup (mit weniger Zucker) zum Eintunken der Puffer.*

Reispuffer

Portionen: 4

Zutaten:

- 300 g Reis
- 1 Ei
- 2 EL Mehl
- 3 Scheiben Kochschinken oder Putenwurst
- 0,5 Paprika
- 0,5 Beutel Käse, geriebener (bei Bedarf auch weniger)
- 0,5 Zwiebel
- Kräutersalz
- Pfeffer
- evtl. Currypulver
- Öl zum Braten

Zubereitung:

1. In einer Schüssel den gekochten Reis mit Eiern und Mehl verrühren. Die Paprika (oder anderes Gemüse) putzen und mit der Putenwurst und den geschälten Zwiebeln sehr klein schneiden. Zusammen mit dem geriebenen Käse unter die Reismasse mischen. Bei Bedarf noch etwas Mehl zufügen, damit sich die Masse etwas bindet. Mit Kräutersalz, Pfeffer und evtl. Currypulver würzen.
2. Das Öl in der Pfanne erhitzen und mit einem Esslöffel kleine Teighäufchen hineingeben. Diese werden dann von beiden Seiten wie Reibekuchen gebacken (das kann zunächst noch etwas krüppelig werden, aber wenn die Pfanne ordentlich heiß ist und man ein bisschen Übung bekommt, sehen sie richtig gut aus). Heiß servieren.
3. Dazu kann man dann noch einen Salat reichen.

Ein leckeres Essen – auch bei Kindern sehr beliebt und das Gute daran ist, dass die Puffer auch kalt noch gut schmecken.

Haftungsausschluss

Die Umsetzung aller enthaltenen Informationen, Anleitungen und Strategien dieses E-Books erfolgt auf eigenes Risiko. Für etwaige Schäden jeglicher Art kann der Autor aus keinem Rechtsgrund eine Haftung übernehmen. Für Schäden materieller oder ideeller Art, die durch die Nutzung oder Nichtnutzung der Informationen bzw. durch die Nutzung fehlerhafter und/oder unvollständiger Informationen verursacht wurden, sind Haftungsansprüche gegen den Autor grundsätzlich ausgeschlossen. Ausgeschlossen sind daher auch jegliche Rechts- und Schadensersatzansprüche. Dieses Werk wurde mit größter Sorgfalt nach bestem Wissen und Gewissen erarbeitet und niedergeschrieben. Für die Aktualität, Vollständigkeit und Qualität der Informationen übernimmt der Autor jedoch keinerlei Gewähr. Auch können Druckfehler und Falschinformationen nicht vollständig ausgeschlossen werden. Für fehlerhafte Angaben vom Autor kann keine juristische Verantwortung sowie Haftung in irgendeiner Form übernommen werden.

Urheberrecht

Impressum

1. Auflage

Kontakt: Witali Heinitz/Novaya 1/653221 Novij Put/Russland

Coverbild: depositphotos.com

Printed in Poland
by Amazon Fulfillment
Poland Sp. z o.o., Wrocław

76060964R00054